PUBLICATIONS DU *PROGRÈS MÉDICAL*

DES

APPLICATIONS DE FORCEPS

AU DÉTROIT SUPÉRIEUR

DANS LES

BASSINS VICIÉS PAR RACHITISME

PAR

M. le Dr P. BUDIN

LEÇON FAITE A L'HOPITAL DE LA CHARITÉ

LE 15 DÉCEMBRE 1892

PARIS

AUX BUREAUX DU
PROGRÈS MÉDICAL
14, rue des Carmes, 14.

Félix ALCAN
ÉDITEUR
108, boulevard Saint-Germain, 108

1894

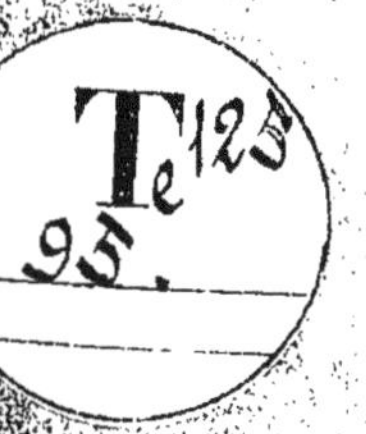

PUBLICATIONS DU *PROGRÈS MÉDICAL*

DES

APPLICATIONS DE FORCEPS

AU DÉTROIT SUPÉRIEUR

DANS LES

BASSINS VICIÉS PAR RACHITISME

PAR

M. le Dr P. BUDIN

LEÇON FAITE A L'HOPITAL DE LA CHARITÉ

LE 15 DÉCEMBRE 1892

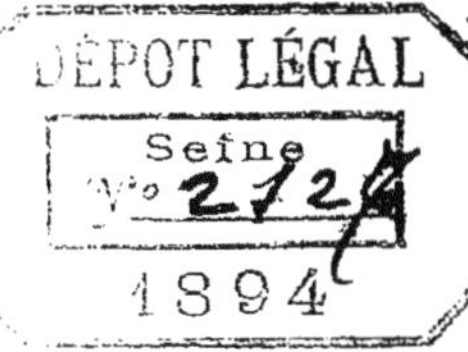

PARIS

AUX BUREAUX DU
PROGRÈS MÉDICAL
14, rue des Carmes, 14.

Félix ALCAN
ÉDITEUR
108, boulevard Saint-Germain, 108

1894

DES

APPLICATIONS DE FORCEPS

AU DÉTROIT SUPÉRIEUR

DANS LES

BASSINS VICIÉS PAR RACHITISME

Messieurs,

Depuis une dizaine de jours, nous avons eu dans le service une véritable avalanche de cas intéressants, et véritablement je n'aurais que l'embarras du choix pour traiter un sujet. Plusieurs bassins rétrécis ayant nécessité une intervention, je vous parlerai de la conduite à tenir dans ces faits de dystocie et, en particulier, des applications de forceps sur la tête arrêtée au niveau du détroit supérieur.

Il y a quelques jours, M. Jolly nous a lu l'observation d'une jeune bretonne qui s'était déjà présentée plusieurs fois à l'hôpital; nous l'avions vue le 16, puis le 26 novembre. Le 29 elle fut admise à quatre heures du matin, car elle avait été prise de douleurs dans la nuit.

Cette femme avait un bassin rétréci. En mesurant son diamètre promonto-sous-pubien, nous avions trouvé près de 11 centimètres; le diamètre minimun était de 9 centimètres environ.

Elle était primipare; nous avions pensé que chez elle l'accouchement aurait lieu spontanément ou que, tout au moins, dans le cas où l'enfant serait trop volumineux, on pourrait le terminer par une application de forceps.

Au moment de l'entrée, le sommet se présentait en position O I G T; les membranes étaient rompues et la dilatation de l'orifice utérin mesurait de 4 à 5 centimètres.

Le 30 au matin, bien que cette femme eût été en travail pendant toute la journée précédente, la dilatation n'était que de 8 centimètres. Les bruits du cœur étaient devenus irréguliers ; l'enfant souffrait. La tête restant toujours transversalement placée et peu fléchie au détroit supérieur, je résolus de faire une application de forceps pour sauver la vie de l'enfant et sauvegarder l'existence de la mère compromise par la longueur exagérée du travail.

Cette application a été oblique, c'est-à-dire que, la tête étant dirigée transversalement, j'ai mis la branche gauche du forceps en arrière et à gauche, au voisinage de la symphyse sacro-iliaque, mais plutôt un peu en arrière ; la branche droite fut amenée en avant et à droite. J'avais évité soigneusement de refouler l'extrémité céphalique.

En pratiquant le toucher, j'avais antérieurement constaté qu'il existait sur la tête, au niveau de la région pariéto-temporale, une dépression, un enfoncement produit par l'angle sacro-vertébral : le crâne était ainsi fixé entre la saillie faite par le promontoire d'une part et la branche horizontale du pubis de l'autre.

L'introduction des cuillers terminée, j'articulai ; je serrai progressivement et fortement la vis, puis je mis le tracteur. J'attendis l'arrivée d'une contraction, j'exerçai alors une traction assez forte et la tête descendit dans l'excavation. Le mouvement de rotation fut accompli et je terminai avec lenteur le dégagement. Il n'y eut aucune lésion du périnée.

L'enfant, du sexe masculin, se trouvait en état de mort apparente ; il fut assez vite ranimé. Il pesait

3.650 grammes. Le diamètre occipito-mentonnier mesurait 12 centimètres 2; le maximum, 15 centimètres; le bi-pariétal, 9 centimètres 1; et le bi-temporal, 7 centimètres 75.

Au niveau de la suture fronto-pariétale gauche, qui se trouvait en rapport avec l'angle sacro-vertébral, on voyait l'enfoncement assez marqué dont nous avions reconnu l'existence par le toucher (voir *Fig.* 1). Du

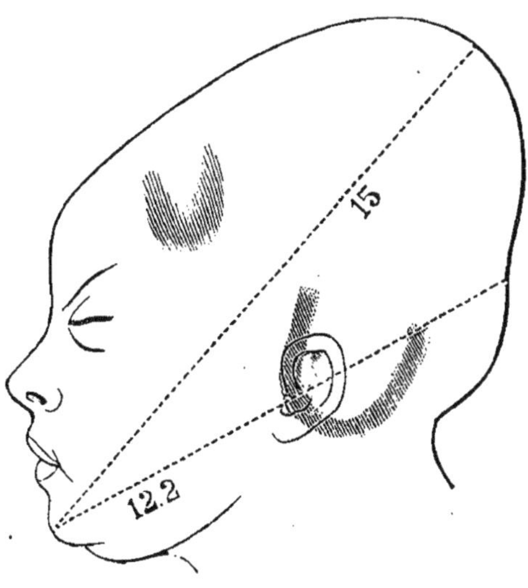

Fig. 1.

côté opposé, sur le pariétal droit, il y avait une ligne rouge, horizontale, due à la pression continue que la tête avait subie contre le pubis (voir *Fig.* 2). Le diamètre de la tête, qui allait du fond de la dépression à cette ligne rouge, était de 7 centimètres 6.

Quant aux branches du forceps, on voyait les traces de leur application. A gauche, la cuiller s'était trouvée sur l'oreille qu'elle avait débordée en arrière ; elle avait pris son point d'appui sur l'apophyse mastoïde du temporal, elle s'était donc trouvée en arrière du diamètre maximum (*Fig.* 1). A droite, la cuiller mise en rapport avec la région pariéto-frontale avait imprimé sa marque sur la bosse frontale et sur l'arcade orbitaire, elle avait été appliquée bien en avant de l'oreille, en avant du diamètre maximum (*Fig*. 2).

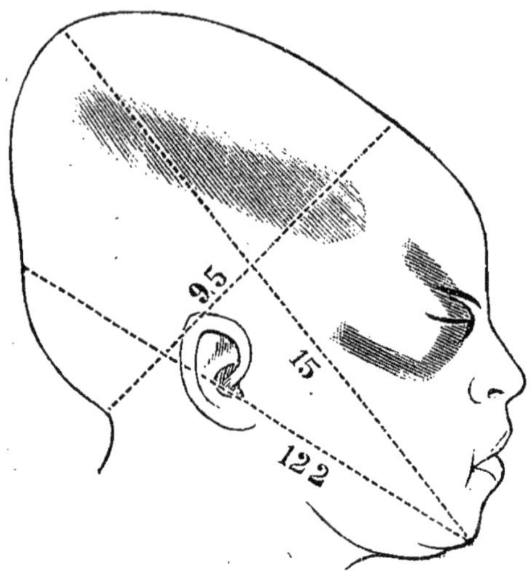

Fig. 2.

L'enfant est sorti bien portant de l'hôpital. La dépression du crâne et les traces des cuillers avaient complément disparu.

C'est à propos de cette observation que je veux étudier avec vous les différentes manières d'appliquer le forceps au détroit supérieur. Ce sujet est actuellement très *discuté*; mon argumentation pourra être difficile à suivre, aussi je sollicite à l'avance toute votre attention.

Mais, avant de vous montrer comment vous devez intervenir, je crois qu'il est bon que je vous dise en quelques mots ce qui se passe dans les bassins rétrécis, quand la tête finit par traverser l'obstacle et quand l'accouchement a lieu spontanément. Vous savez, en effet, que ce qui se passe dans l'accouchement normal doit, en général, servir de guide au médecin dans l'accouchement artificiel.

Lorsque la tête est arrêtée par le détroit supérieur, elle peut se trouver dans deux situations différentes : ou bien elle est mobile au niveau et au-dessus de l'ouverture pelvienne, ou bien, les membranes étant rompues depuis quelque temps, la tête poussée par les contractions utérines vient appuyer sur le détroit ; elle s'efforce de le traverser, se trouve fixée entre le promontoire et le pubis, se déforme et, à l'aide d'un mécanisme particulier, finit par franchir l'obstacle.

Cet obstacle n'est pas constamment le même : vous savez, en effet, qu'il y a différentes variétés de bassins rétrécis. Je ne tiendrai compte que d'une seule d'entre elles, de celle qu'on rencontre le plus fréquemment : c'est la variété des bassins rachitiques aplatis d'avant en arrière, rétrécis, par conséquent, suivant leur diamètre antéro-postérieur, et à peu près normaux dans leurs diamètres obliques et transverse. Dans ces cas, au lieu d'avoir un diamètre promonto-pubien minimum égal à 11 centimètres, la face postérieure du pubis est refoulée en arrière, l'angle sacro-vertébral vient faire saillie en avant et on a un rétrécissement du diamètre promonto-pubien égal à 10, 9, 8, 7 centimètres.

Que se passe-t-il lorsque les contractions utérines poussent la tête ? Des figures superposées deux à deux vous permettront de mieux suivre la démonstration : en haut, le bassin est représenté de face, au-dessous se trouve une coupe antéro-postérieure.

Ainsi que le montre la figure 3, la tête est d'abord placée transversalement, c'est-à-dire que la suture sagittale est dans le diamètre transverse du bassin, à égale distance (*Fig.* 3) de la symphyse pubienne et du promontoire ; du côté gauche est la fontanelle postérieure ; du côté droit, la fontanelle antérieure.

Sous l'influence des contractions utérines, la tête se défléchit et la fontanelle postérieure, qui se trouvait voisine du centre du bassin, s'éloigne et se rapproche de la ligne innominée gauche. En même temps, la fontanelle bregmatique se rapproche de la ligne antéro-postérieure. Ce mouvement est représenté sur la figure 4. Quelle en est la cause ?

Le fœtus a deux diamètres transversaux différents : un grand, le bi-pariétal, qui va d'une bosse pariétale à

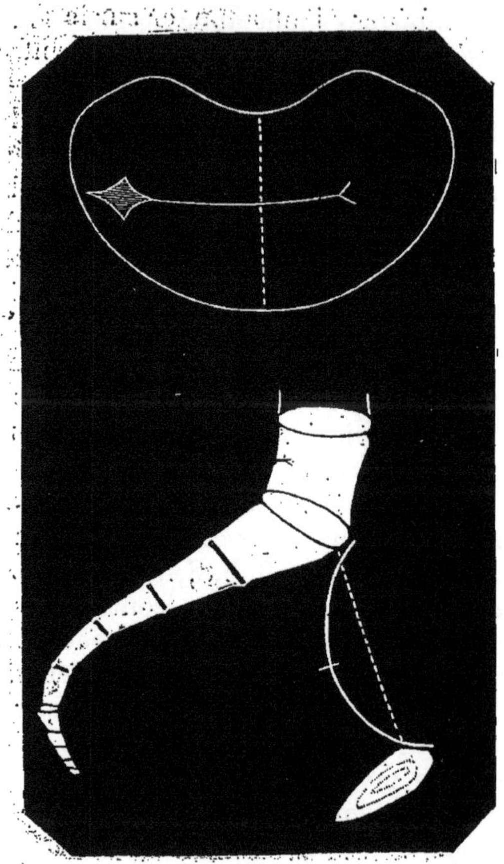

Fig. 3.

l'autre et mesure 9 centimètres et demi environ ; l'autre plus petit et plus réductible, le diamètre bi-temporal, qui va de la suture fronto-pariétale d'un côté à la suture fronto-pariétale du côté opposé ; il est égal à 8 centimètres.

Si le diamètre bi-pariétal ne peut passer à travers le diamètre antéro-postérieur rétréci, la tête se défléchit sous l'influence des contractions utérines, et c'est le diamètre bi-temporal ou un diamètre voisin qui vient

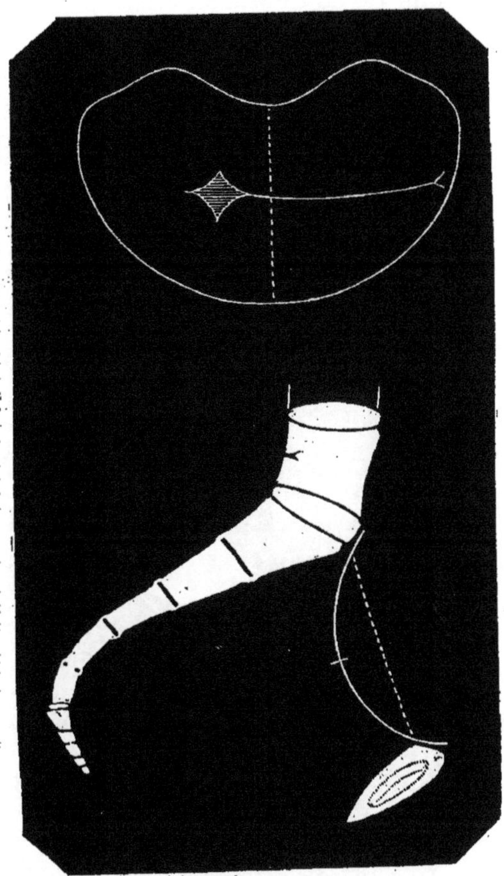

Fig. 4.

se mettre en rapport avec le diamètre minimum du bassin.

Ce n'est pas tout, si la tête ainsi placée transversalement et défléchie, si la tête qui a mis son plus petit diamètre en rapport avec le plus petit diamètre du bassin ne passe pas, elle exécute un autre mouvement : elle s'incline sur son pariétal postérieur, la suture sagittale se rapproche de la symphyse pubienne, ainsi que vous le voyez sur la figure 5. La flèche, sur la figure 5, marque le sens de ce déplacement.

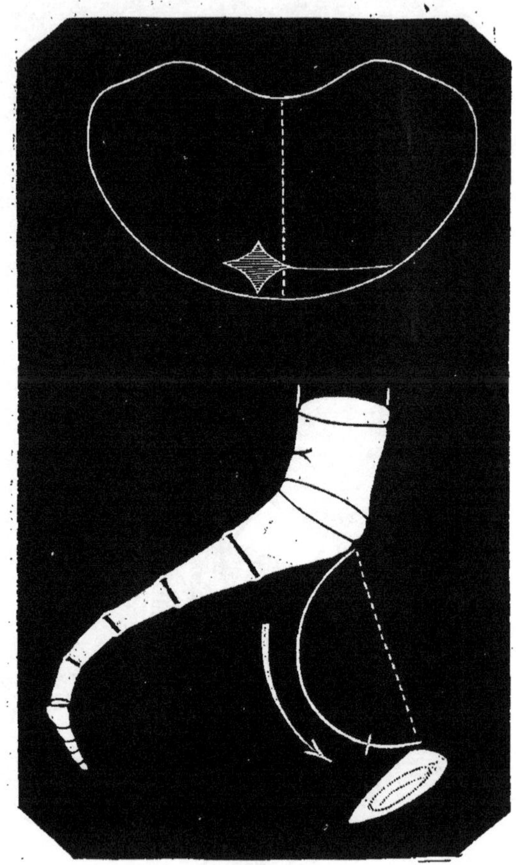

Fig 5.

Donc, il y a trois mouvements bien distincts de la tête.

1° Elle se place transversalement et sa suture sagittale est à égale distance du promontoire et de la symphyse.

2° Elle se défléchit : son diamètre bi-pariétal étant trop grand, elle met son diamètre bi-temporal plus petit ou un diamètre voisin du bi-temporal en rapport avec le diamètre antéro-postérieur rétréci du bassin.

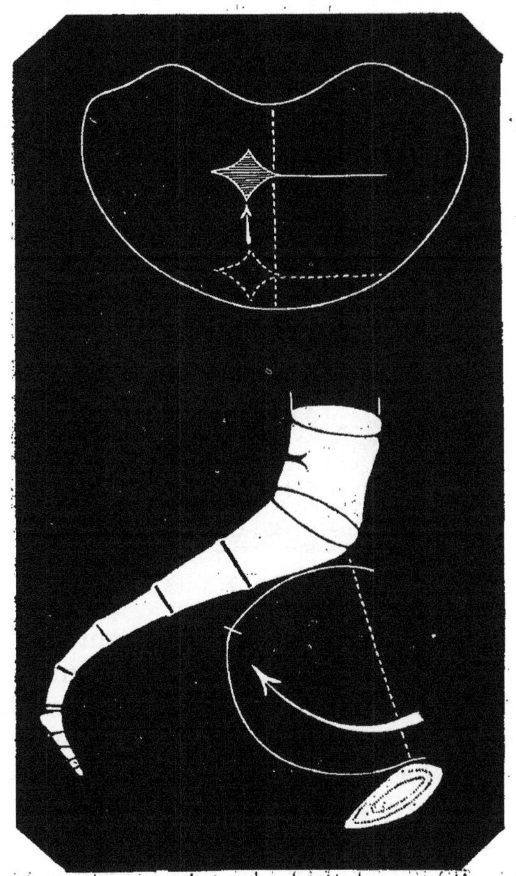

Fig. 6.

3° La tête s'incline sur son pariétal postérieur et la suture sagittale se trouve reportée en avant près de la symphyse pubienne.

Lorsque les choses en sont là, si les contractions utérines continuent et si elles sont assez puissantes pour déterminer l'accouchement spontané, la tête poussée par la masse plastique du tronc) du fœtus subit un mouvement de bascule autour de l'angle sacro-vertébral, elle *double le promontoire* suivant l'expression de Barnes, et la suture sagittale, s'éloignant du pubis, se rapproche, au fur et à mesure qu'elle descend, de la face antérieure du sacrum (voyez *Fig.* 6).

Quand ce mouvement est opéré, on peut dire que le rétrécissement est franchi, la tête est dans l'excavation. Elle exécute alors un mouvement de rotation, la suture sagittale se place dans le diamètre oblique gauche

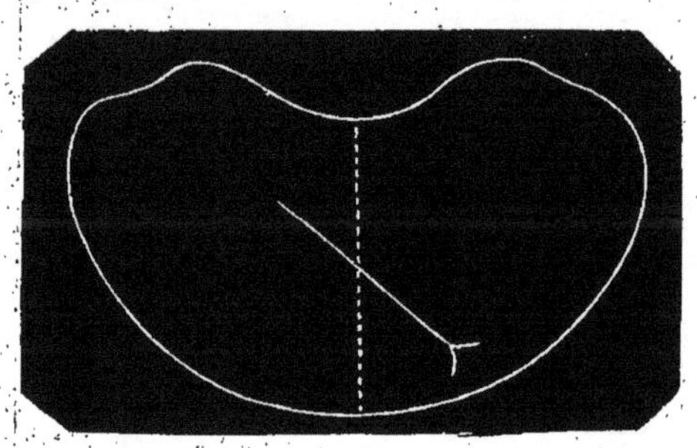

Fig. 7.

(*Fig.* 7), puis dans le diamètre antéro-postérieur (*Fig.* 8). Enfin, comme dans l'accouchement normal, elle se dégage suivant ses diamètres sous-occipitaux.

Tel est généralement le mécanisme de l'accouchement dans le bassin rachitique aplati. Vous pouvez, grâce au toucher, en suivre tous les temps. Ici, par exemple, dans l'observation que je vous ai rapportée, nous avions constaté que la tête placée transversalement et défléchie s'appuyait sur l'angle sacro-vertébral et nous avions senti en arrière un enfoncement au niveau de la suture fronto-pariétale. L'extrémité céphalique cherchait donc à adapter au diamètre minimum du bassin son diamètre bi-temporal plus petit et plus réductible que le diamètre bi-pariétal.

La connaissance de ce mécanisme est importante, car il faut parfois aider à son accomplissement ou l'imiter lorsqu'on est obligé d'intervenir pour achever artificiellement l'accouchement.

Ces faits étant bien connus, voyons maintenant la conduite à tenir au point de vue de l'application du for-

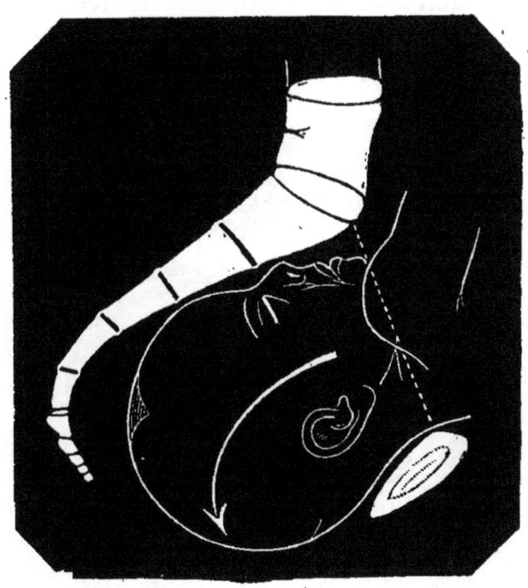

Fig. 8.

ceps lorsqu'elle est indiquée, c'est-à-dire lorsque, l'expulsion du fœtus n'ayant pas lieu, il semble qu'il suffira, pour réussir à terminer l'accouchement, d'ajouter à la *vis a tergo*, c'est-à-dire aux contractions utérines, une *vis a fronte* représentée par le forceps.

Je ne parlerai que du forceps de Tarnier qui est très supérieur aux anciens forceps, supérieur aussi, à mon avis, aux forceps similaires, reposant sur les mêmes principes, imaginés depuis en France et surtout à l'étranger.

On distingue trois variétés d'applications de forceps au détroit supérieur : 1° Les applications directes ;

2° Les applications antéro-postérieures ; 3° Les applications obliques.

Nous allons les étudier successivement et les comparer entre elles.

1° *Applications directes.* — La tête étant placée transversalement, on met la branche gauche directement à gauche et la branche droite directement à droite; les deux cuillers se trouvent aux deux extrémités d'un diamètre transverse du bassin. Dans ces

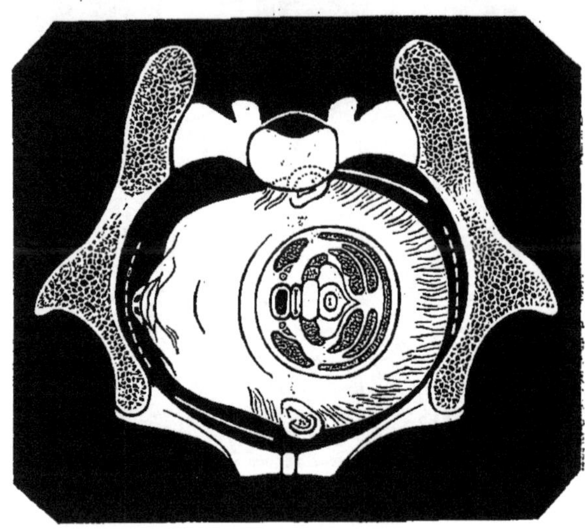

Fig. 9.

conditions, que fait-on relativement au bassin ? Que fait-on relativement à la tête fœtale ?

Relativement au bassin, cette application est tout à fait correcte : la courbure pelvienne du forceps s'adapte à la courbure concave en avant que présente la face antérieure du sacrum ; de plus, le manche transversal attaché aux tiges de traction se trouve en bas et en arrière, sur la continuation de l'axe du détroit supérieur.

Relativement au fœtus, il n'en est malheureusement pas de même. La courbure céphalique du forceps est destinée à s'adapter aux bosses pariétales : or, d'un côté du bassin vous avez l'occiput et, de l'autre, le front (voyez *Fig.* 9); c'est donc sûr le front et sur l'occiput que vous placez les cuillers dans l'application directe; le bec de ces cuillers vient exercer une pression plus ou moins fâcheuse sur la face et sur la région postérieure du cou. Ce n'est pas tout. La tête ne peut franchir le détroit supérieur parce que son diamètre bi-pariétal et son diamètre bi-temporal sont trop grands; or, en saisissant le crâne du front à l'occiput et en le comprimant dans ce sens, d'une part, on augmente les diamètres transverses de la tête et, d'autre part, on empêche la réductibilité importante du diamètre bi-temporal. Donc, si l'application directe du forceps est bonne relativement au bassin, elle est mauvaise relativement au fœtus.

2° *Applications antéro-postérieures.* — Au siècle dernier, Smellie, au commencement de ce siècle, Baudelocque, ont conseillé d'appliquer le forceps d'avant en arrière; cette méthode a été de nouveau employée dans ces dernières années. Puisque la tête du fœtus tend à passer par son diamètre bi-pariétal ou mieux par son diamètre bi-temporal, en appliquant une des cuillers en arrière, au niveau du promontoire, l'autre en avant en rapport avec la symphyse pubienne, on peut obtenir une réduction des diamètres transverses du crâne.

Que se passe-t-il dans ces conditions? Au point de vue du bassin, l'application est incorrecte, car la courbure pelvienne de l'instrument, au lieu de regarder en avant, se trouve dirigée vers l'un des côtés.

Dès lors, la traction dans l'axe sera impossible. L'axe du détroit supérieur est dirigé suivant une ligne qui irait de l'ombilic vers l'articulation sacro-coccygienne. Si les cuillers sont placées en avant et en arrière, non seulement leur courbure pelvienne, mais encore la courbure périnéale des tiges de traction se trouvent dirigées de côté. L'instrument ne peut plus agir que comme un forceps droit et le périnée apporte un obstacle absolu aux tractions dans l'axe du détroit supérieur, on tire beaucoup trop en avant. Ce n'est pas tout, on transforme la branche antérieure du forceps en un levier dangereux : la puissance est au niveau du tracteur, le point d'appui derrière la symphyse et la résistance sur la tête fœtale : ainsi sont expliqués les enfoncements du crâne relatés dans un certain nombre d'observations, enfoncements produits par la cuiller antérieure.

Donc, l'application antéro-postérieure est incorrecte relativement au bassin, elle est mauvaise relativement aux tractions.

On a essayé de porter remède à ces inconvénients et cela de deux manières : 1° On tire trop en avant, c'est vrai ; mais il est facile de mieux faire. La femme étant en travers du lit, asseyez-vous par terre, en vous enveloppant d'un drap, ayez les bras tendus, le tronc renversé en arrière et tirez d'une façon continue pendant quinze, vingt ou trente minutes.

Même dans cette situation bizarre, on ne tire pas dans l'axe, puisqu'on ne supprime pas le périnée. Quant à ces tractions continues, elles sont défectueuses et dangereuses pour le fœtus ; les tractions ne sont réellement efficaces que si elles viennent ajouter leur puissance à celle des contractions utérines.

2° On peut, a-t-on dit, parvenir à tirer dans l'axe si, au lieu du tracteur ordinaire, on fait usage du tracteur brisé imaginé en 1881 par M. Tarnier.

Une fois le forceps mis en place d'avant en arrière, le tracteur brisé lui est adapté et dirigé d'abord comme le tracteur ordinaire. A ce moment, le palonnier se trouve trop en avant, mais il est dans le plan médian antéro-postérieur du bassin. Si vous portez ce palonnier en arrière, grâce à l'articulation supplémentaire, pourrez-vous tirer dans l'axe même du détroit supérieur ? Nullement, car le palonnier décrit un arc de cercle et en même temps qu'il s'abaisse il se porte vers le côté. Donc, vous tirerez plus en bas, c'est vrai, mais vous tirerez en dehors de l'axe du détroit supérieur, dans un plan extra-médian, parallèle seulement à cet axe.

J'ajoute que je n'ai aucune faiblesse pour ce tracteur nouveau qui est bien compliqué. Pour en juger, comptez les articulations qui existent alors sur l'instrument. On trouve une première articulation à l'union des tiges de traction avec les cuillers du forceps; une deuxième au point où ces deux tiges sont reçues dans la douille carrée qui existe sur la tige unique; une troisième, la nouvelle, au coude que forme cette tige unique, et enfin, une quatrième à l'union de la tige unique avec le palonnier. Aussi quand on n'a pas une grande habitude de ce tracteur, il décrit en différents sens des mouvements difficiles à régler, si bien que quelques accoucheurs l'ont surnommé « le fou ». Ce qualificatif est très exagéré; il n'en est pas moins vrai que cet appareil n'est guère commode, aussi son usage ne s'est-il pas répandu.

Voilà pour le bassin, que se passe-t-il pour l'enfant?

Pour parvenir à faire une application antéro-postérieure, il faut déplacer la voûte crânienne qui appuie contre le promontoire et contre les pubis. Smellie a nettement indiqué cette conduite dans le texte de son livre et dans ses observations.

Après avoir soulevé le crâne, il est encore, dit-on, nécessaire de le fléchir. De cette manière, on applique l'instrument correctement, puisque les cuillers adaptent leur concavité à la convexité des pariétaux et que leur grand axe est parallèle au diamètre occipito-mentonnier. Comme il n'est pas toujours facile d'obtenir avec la main la flexion céphalique, il a été conseillé de faire deux applications successives de forceps: la première pour fléchir la tête, la seconde pour saisir correctement cette tête fléchie.

Supposons qu'on ait réussi ; il faut maintenant faire passer le crâne à travers le détroit supérieur. Mais alors, le premier diamètre de la tête fœtale qui va s'offrir au rétrécissement du bassin est le diamètre bi-pariétal : il a été abaissé par la flexion, tandis que le diamètre bi-temporal a été relevé. Par cette manœuvre, au diamètre bi-temporal plus petit et plus réductible qui tendait à passer, on a substitué le diamètre bi-pariétal qui mesure environ un centimètre ou un centimètre et demi de plus

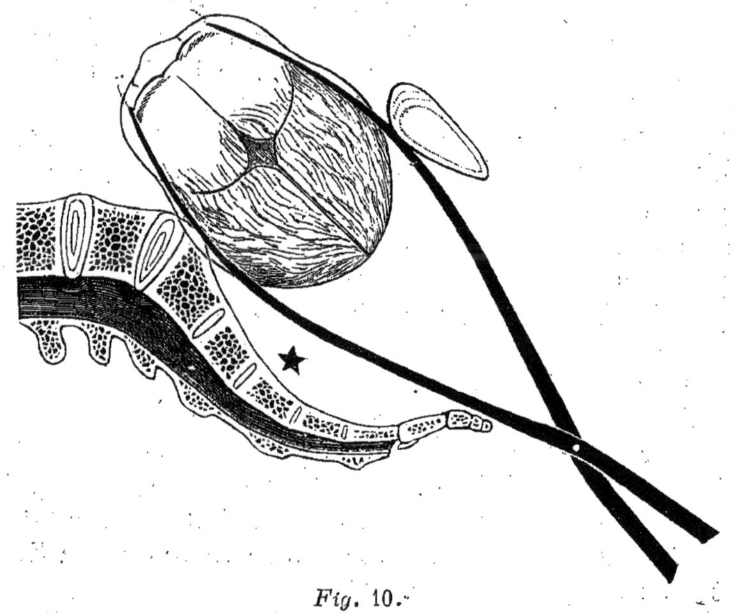

Fig. 10.

et qui, de tous les diamètres de la tête, est le moins réductible. La figure 10 tirée du livre de MM. Farabeuf et Varnier démontre nettement cette substitution du diamètre bi-pariétal au diamètre bi-temporal. On ne saurait dire qu'en agissant ainsi on imite le mécanisme naturel de l'accouchement dans les bassins rétrécis et plats.

Ce n'est pas tout, sous l'influence du travail, la tête avait subi des pressions, des déformations plastiques, des enfoncements même qui, en diminuant le diamètre bi-temporal ou un diamètre voisin, favorisaient l'accommodation et la descente. Pour faire l'application antéro-postérieure du forceps, pour fléchir la tête, on la refoule, on perd par conséquent le bénéfice qui a déjà été acquis par les contractions utérines.

Ajoutons que l'application antéro-postérieure du forceps est souvent difficile ; il n'est pas toujours commode d'aller saisir une tête devenue mobile au-dessus du détroit supérieur, d'autant plus que la cuiller postérieure ne reste pas aisément en contact avec la convexité du promontoire et qu'elle tend à refouler la tête soit d'un côté, soit de l'autre. Si des opérateurs habiles sont obligés, comme on le voit en lisant les observations, de faire parfois deux ou trois applications de forceps pour réussir, qu'arrivera-t-il pour les praticiens qui n'ont que rarement l'occasion d'employer le forceps dans les rétrécissements du bassin ?

En résumé, les applications antéro-postérieures du forceps sont défectueuses relativement au bassin, mauvaises relativement à l'enfant ; elles sont souvent difficiles à faire et vous verrez tout à l'heure qu'elles sont loin d'être toujours inoffensives.

3° *Applications obliques*. — Sous l'influence des contractions utérines, la tête arrêtée au niveau du détroit supérieur rétréci se place transversalement, saisie entre l'angle sacro-vertébral et la face postérieure des pubis. Si vous faites une application oblique, cette tête étant par exemple en position O I G T, vous placez une cuiller en arrière et à gauche, au niveau de la symphyse sacro-iliaque en vous rapprochant un peu de la face antérieure du sacrum, et l'autre cuiller en avant et à droite, au voisinage de l'éminence ilio-pectinée, non loin de la symphyse pubienne. Quels résultats obtenez-vous ?

Au point de vue du bassin, l'application n'est pas

absolument parfaite, seule l'application transversale le serait. Si elle est légèrement incorrecte, elle peut du moins se faire facilement. En effet, la tête touche le bassin en avant et en arrière, au niveau du promontoire et des pubis; les cuillers, pour atteindre la symphyse sacro-iliaque gauche et la région pectinéale droite, ne rencontrent donc pas les points où il y a contact entre l'extrémité céphalique et la ceinture osseuse.

Les tractions ne peuvent être exécutées absolument dans l'axe du détroit supérieur, on tire un peu trop en avant et on perd ainsi un peu de la force dépensée; ces tractions se rapprochent néanmoins beaucoup des tractions dans l'axe.

Donc, du côté du bassin, rien de parfait au point de vue de l'application, rien de parfait non plus au point de vue des tractions, mais vous vous rapprochez de la perfection, vous vous comportez comme dans les applications obliques faites dans l'excavation.

Du côté de la tête fœtale, que se passe-t-il? Il est certain que, dans ces conditions, elle n'est pas saisie aux deux extrémités de son diamètre bi-pariétal, mais suivant un diamètre oblique, un diamètre fronto-mastoïdien. Les deux cuillers qui s'enfoncent dans les parties molles, dans les téguments recouvrant le crâne, prennent leur point d'appui, l'une un peu en arrière de l'oreille, sur l'apophyse mastoïde, l'autre un peu en avant de l'oreille du côté opposé, sur la région frontale. Vous avez vu que sur l'enfant extrait par nous l'instrument n'avait nullement glissé.

Ajoutons que, dans ces conditions : 1° la tête a toujours son diamètre bi-temporal ou un diamètre voisin en rapport avec le diamètre minimum du bassin ; 2° rien de ce qui a été acquis par les contractions utérines n'est détruit, on bénéficie au contraire des déformations plastiques et des réductions des diamètres crâniens ; on se contente d'ajouter une nouvelle force, une *vis a fronte*, à la *vis a tergo* insuffisante.

Permettez-moi d'insister sur un point que trop d'accoucheurs semblent oublier aujourd'hui : l'introduction des cuillers doit être un véritable cathétérisme. Certes, il faut éviter avec soin de léser les parties molles, il faut pénétrer doucement entre la région fœtale et le pourtour de l'orifice utérin, mais pas n'est besoin pour y parvenir d'introduire dans les organes génitaux la main tout entière, qui déplace la tête, la rend mobile et la refoule au-dessus du détroit supérieur.

Donc, en procédant comme je vous l'ai indiqué, on ne perd rien, je le répète, de ce qui a déjà été acquis et on peut réussir, vous l'avez vu, à terminer l'accouchement.

Si, des faits cliniques nous passons aux recherches expérimentales, ces dernières ne sont pas moins concluantes. Il y a quelques années, j'en fis plusieurs à l'Ecole pratique en présence de MM. Maygrier, Crouzat, Bonnaire et Olivier. Dans un mannequin rétréci suivant le diamètre antéro-postérieur, nous placions un enfant dont la tête, en position transversale, se trouvait arrêtée par le rétrécissement. Nous faisions successivement : 1° une application de forceps directe en mettant les cuillers aux extrémités du diamètre transverse ; 2° une application de forceps antéro-postérieure en plaçant une cuiller en avant derrière la symphyse pubienne, et l'autre en arrière, au-dessus du promontoire; et 3° une application oblique, une cuiller se trouvant au niveau de la symphyse sacro-iliaque d'un côté et l'autre au voisinage de l'éminence iléo-pectinée du côté opposé. Or, si le rétrécissement était assez notable par rapport au volume de la tête, nous ne pouvions engager cette dernière ni avec l'application directe, ni avec l'application antéro-postérieure, tandis que nous pouvions parfois réussir à lui faire traverser la filière pelvienne lorsque nous faisions une application oblique. En revanche, si l'application oblique échouait, nous ne réussissions jamais avec une application directe ou avec une application antéro-postérieure.

M. Porak a communiqué récemment à la Société d'obstétrique de Paris un fait qui vient confirmer ces résultats expérimentaux. Une application de forceps pratiquée en plaçant les deux cuillers aux extrémités du diamètre antéro-postérieur du bassin n'a pas réussi à engager la tête, tandis qu'une application oblique faite immédiatement après lui a permis de franchir le détroit supérieur.

Reste une autre considération qui ne paraît pas sans valeur. Pendant l'accouchement les parties molles du bassin en rapport avec les extrémités du diamètre rétréci, le promontoire et la face postérieure de la symphyse pubienne, sont comprimées par les os du crâne fœtal recouverts eux aussi de parties molles. Si on applique le forceps d'avant en arrière, ce sont des surfaces dures, métalliques qui vont alors comprimer les tissus maternels aux deux extrémités du diamètre minimum. Il suffit à l'accoucheur d'appuyer la convexité des cuillers sur la face interne de son tibia pour se rendre compte de la douleur et de la contusion des tissus que peut déterminer cette pression métallique.

M. Porak a publié un fait particulièrement intéressant à ce point de vue : non seulement il y avait perforation de la paroi postérieure de l'utérus qui se trouvait en contact avec l'angle sacro-vertébral, mais encore on voyait que, sur cette paroi, les tissus étaient écrasés et contus. L'observation de notre collègue n'est malheureusement pas unique et je puis en rapporter une autre analogue (1). Le 10 janvier 1888, à 2 heures du matin, on amenait à la Clinique d'accouchement une femme qui était en douleurs depuis minuit et demi. Elle était âgée de 31 ans, et 5 ans auparavant elle était accouchée à Lyon de son premier enfant. Après 17 heures de tra-

---

(1) *Bullet. de la Soc. obst. et Gyn. de Paris*, 1892. — pp. 240, 241, 242.

vail, on avait fait une application de forceps et on avait extrait un fœtus mort. Lorsque je la vis à neuf heures du matin, le sommet se présentait en position gauche transversale, la suture sagittale se trouvait près de la symphyse pubienne. Le diamètre promonto-sous-pubien mesurait 11 centimètres, le diamètre minimum semblait donc se rapprocher de 9 centimètres et demi. Pendant l'après-midi, les douleurs furent extrêmement intenses et les contractions paraissaient très fortes. A 5 heures et quart, lorsque je revins à l'hôpital, la femme souffrait horriblement, la base du crâne se trouvait arrêtée au niveau du détroit supérieur et il existait une bosse séro-sanguine volumineuse. Les bruits du cœur fœtal étaint bons.

Les douleurs et les contractions étant extrêmement intenses, la dilatation complète depuis longtemps et les cris de la femme très aigus, il était nécessaire d'intervenir. Fallait-il appliquer le forceps ou recourir à la version? Le bassin n'était pas extrêmement rétréci, le fœtus avait pu passer, quoique mort, dans un accouchement antérieur et la tête de l'enfant était fléchie; on pouvait donc recourir au forceps, d'autant plus que l'utérus étant fortement appliqué sur le fœtus, la version pelvienne par manœuvres internes eût été difficile et dangereuse. On fit une application oblique, on mit les deux cuillers en rapport avec les extrémités du diamètre oblique droit, on tira à plusieurs reprises, rien ne s'engagea. Fallait-il faire la basiotripsie? Les bruits du cœur de l'enfant étaient encore bons. La version était impossible, je résolus de tenter une application antéro-postérieure dont des travaux récents avaient décrit les prétendus avantages. La branche gauche fut placée en arrière sur l'oreille gauche, la branche droite fut mise en avant, on articula et on s'assura que l'instrument était bien appliqué. Je priai M. Loviot, qui était alors chef de clinique, d'exercer des tractions aussi en arrière que possible. Ces tractions répétées déterminèrent quelques craquements du crâne et n'amenèrent absolument aucun engagement.

Les bruits du cœur fœtal devinrent irréguliers et disparurent. On fit alors la perforation du crâne et la basiotripsie. La tête broyée et aplatie fut facilement amenée au dehors. Après la délivrance, en donnant une injection intra-utérine, on constata qu'il n'y avait aucune rupture du col ou du corps. La malade accusa à son réveil une soif vive et des douleurs abdominales, elle ne vomit point. La température axillaire, qui était de 39°,7, s'éleva dans la soirée à 40°,4, le pouls était extrêmement fréquent. Dans la nuit survint de la dyspnée ; quelques piqûres d'éther combattirent l'affaissement, mais la femme succomba à quatre heures du matin.

L'autopsie fut faite avec grand soin. Je la résumerai en disant qu'il existait des lésions sur la face interne de l'utérus, en arrière, à 3 centimètres au-dessus du bord inférieur du col, en avant à 2 centimètres au-dessus de ce même bord. En arrière, on voyait que les tissus étaient contus sur une étendue de 8 millimètres de diamètre et la contusion occupait presque toute l'épaisseur du muscle. Le péritoine et le cul-de-sac de Douglas étaient intacts. En avant, la surface contuse était plus grande, les tissus étaient ramollis, en partie détruits et il existait une petite ouverture de 3 millimètres de diamètre qui faisait communiquer l'utérus avec la cavité vésicale.

La vessie ayant été ouverte, on trouvait, au niveau de sa face postérieure et de son bas-fond, de larges plaques ecchymotiques et violacées. On voyait aussi en ce point la petite ouverture qui communiquait avec la cavité utérine.

Nous avons pensé que l'application des cuillers aux deux extrémités du diamètre antéro-postérieur et les pressions qui en avaient été la conséquence n'étaient pas étrangères à ce résultat.

Les applications antéro-postérieures du forceps sont donc loin d'être inoffensives. Cependant, me direz-vous, dans certains cas elles ont réussi, elles ont donné des succès qui ont été publiés. Je ne le nie pas ; le forceps, même mal appliqué, peut parfois entraîner à travers le détroit supérieur une tête qui s'y trouvait arrêtée, mais les conclusions tirées de ces quelques succès semblent discutables.

En effet, on a appliqué le forceps d'avant en arrière et on a tiré. Ou bien on a réussi à faire passer l'enfant, ou bien on a échoué. Dans le premier cas, tout l'honneur a été attribué au mode d'intervention. Dans le second, on a fait la craniotomie et on n'a point considéré ces observations comme des insuccès ; on les a éliminées, car, si on échouait, c'est que le bassin était trop rétréci pour permettre au forceps de faire passer la tête. La conclusion que l'application antéro-postérieure du forceps est une excellente opération dans les bassins plats rétrécis par rachitisme ne nous paraît donc pas légitime. Rien ne prouve, en effet, qu'on n'aurait pas aussi bien réussi avec une application directe beaucoup plus facile à faire, ou qu'on n'aurait pas réussi en déployant moins de forces avec une application oblique.

L'observation de M. Porak n'est-elle pas aussi concluante que nos recherches expérimentales ? Il fait une application antéro-postérieure, il échoue. Au lieu de faire la perforation, il tente une application oblique et il réussit à entraîner facilement la tête.

Et pourquoi en arriver si vite à la perforation ? Que de fois, alors que le forceps avait échoué, n'avons-nous pas réussi, et au delà de toute espérance, à amener au jour des enfants vivants, grâce à la version pelvienne. Parfois nous ne la pratiquions qu'en désespoir de cause, tant l'enfant était volumineux, et nous avions le bonheur de le sauver.

Telles sont les raisons qui me font considérer comme très discutables les conclusions qui ont été tirées des succès publiés, il n'aurait pas fallu négliger les cas dans lesquels on avait pratiqué la craniotomie (1). Donc, jusqu'à démonstration contraire, je considérerai les applications obliques comme beaucoup préférables aux applications transversales et surtout aux applications antéro-postérieures, lorsque la tête poussée par les contractions n'est plus mobile, mais bloquée au *détroit supérieur.*

Nous venons d'avoir, hier soir, un nouveau succès. Une primipare, âgée de 22 ans, parvenue à terme, est entrée, à une heure de l'après-midi, dans notre service; elle avait des douleurs depuis 6 heures du matin. L'enfant se présentait par le sommet en position O I G, sa tête était mobile, les membranes étaient intactes et la poche des eaux volumineuse. Le bassin était vicié ; le diamètre promonto-sous-pubien mesurait 10 centimètres et demi ; le promontoire faisait une saillie très marquée, le sacrum était concave. A cinq heures et demie, la dilatation étant presque complète, les membranes se rompirent et l'orifice utérin revint sur lui-même. La tête placée transversalement commença à s'engager, mais, malgré des contractions très violentes et subintrantes, l'accouchement ne se faisait pas. Le liquide amniotique sortait teinté de méconium et les bruits du cœur devenaient irréguliers. Après avoir refusé d'abord toute intervention, la parturiente accepta ce qui était nécessaire pour sauver son enfant. A huit heures et demie, je fis une application oblique de forceps. La tête était alors dans une situation intermédiaire à la position transversale et à la position gauche antérieure. Je plaçai une cuiller en arrière et à gauche,

(1) Nous publions cette leçon telle qu'elle a été faite en décembre 1892. Depuis, MM. Ribemont-Dessaigne et Lepage ont écrit : « il y a eu 28 enfants morts sur 107 applications de forceps, « auxquels il faut ajouter 6 enfants ayant des lésions du crâne, « soit 34 sur 107. D'autres statistiques donnent une proportion de « 40 à 50 pour 100 d'enfants morts. » Ces résultats, qui ne nous surprennent pas, confirment singulièrement notre opinion.

l'autre en avant et à droite, j'articulai et mis le tracteur. Au moment d'une contraction, je tirai en même temps que des pressions étaient exercées sur le fond de l'utérus. La tête descendit dans l'excavation. Elle exécuta son mouvement de rotation et, après deux tractions coïncidant avec des contractions utérines, l'enfant fut extrait sans qu'il se produisît la moindre lésion vulvaire. C'était un garçon, il pesait 3.500 grammes; son diamètre bi-pariétal mesurait 9 centimètres et le diamètre transverse minimum 7 cent.,8. Sur le côté gauche de la tête, il existait, au niveau de la suture fronto-pariétale, une dépression dans laquelle s'était logé l'angle sacro-vertébral. Du côté droit, il y avait une ligne rouge correspondant au bord postérieur du pubis.

Du côté gauche du crâne, la branche gauche avait été appliquée sur l'oreille et un peu en arrière; elle était venue prendre point d'appui sur l'apophyse mastoïde. Du côté opposé, la cuiller droite avait été placée plus en avant, sur l'oreille et sur la région préauriculaire.

Voilà donc un second fait qui nous prouve que les applications obliques de forceps, lorsque la tête est bloquée au niveau du détroit supérieur, peuvent donner d'excellents résultats.

Laissez-moi résumer en quelques mots, schématiser pour ainsi dire, tout ce que je viens de vous dire dans cette leçon.

Dans les bassins aplatis, rétrécis suivant leur diamètre antéro-postérieur, sous l'influence des contractions utérines :

1° La tête se place transversalement;

2° Elle se défléchit;

3° Elle s'incline habituellement sur son pariétal postérieur;

4° Elle exécute un mouvement de bascule autour de l'angle sacro-vertébral, elle double le promontoire;

5° Elle exécute sa rotation dans l'excavation;

6° Elle se dégage sous les pubis suivant ses diamètres sous-occipitaux.

Tel est le mécanisme ordinaire de l'accouchement, le mécanisme normal, si je puis dire, dans ces bassins anormaux.

Mais si l'accouchement ne se termine pas, deux choses peuvent se produire : ou la tête reste mobile au détroit supérieur, ou elle se fixe sur ce détroit à travers lequel elle tend à s'engager.

Si elle reste mobile, l'application de forceps est difficile et les médecins les plus habiles ne parviennent pas toujours à la saisir comme ils le voudraient; aussi beaucoup d'accoucheurs préfèrent-ils alors introduire la main dans l'utérus et pratiquer la version.

Si elle tend à s'engager à travers le détroit supérieur, mais si les contractions sont impuissantes à déterminer son passage, on a conseillé de recourir au forceps. L'application de cet instrument peut être 1° directe ou transversale; 2° antéro-postérieure; 3° oblique.

L'application *directe* est correcte relativement au bassin; de plus, elle permet d'exécuter des tractions dans l'axe du détroit supérieur. Relativement au fœtus, elle est défectueuse, car la tête se trouvant saisie du front à l'occiput, les diamètres transversaux sont augmentés et ils deviennent irréductibles.

Dans l'application *antéro-postérieure*, on ne tient aucun compte de la forme des cuillers destinées à s'adapter à la courbure pelvienne; de plus, on ne peut tirer dans l'axe du détroit supérieur. Quant à la tête fœtale, on doit s'efforcer, il est vrai, de la saisir correctement; mais quand elle a été soulevée et fléchie, au lieu du diamètre bi-temporal le plus petit et le plus réductible des diamètres transverses du crâne, c'est le diamètre bi-pariétal plus grand et à peine réductible qu'on cherche à faire passer à travers le rétrécissement. On s'éloigne donc absolument du mécanisme naturel de l'accouchement dans les bassins viciés et aplatis.

Ajoutons qu'en déplaçant le crâne on a perdu le bénéfice des déformations plastiques qu'il avait déjà subies, que l'application de l'instrument sur la tête élevée et mobile est souvent difficile et enfin que la pression des cuillers sur le promontoire et la face postérieure des pubis n'est pas toujours inoffensive.

Les applications *obliques* faites au détroit supérieur sont analogues à celles pratiquées souvent dans l'excavation pelvienne. Relativement au bassin, elles ne sont point parfaites; les tractions ne sont pas non plus exercées absolument dans l'axe, mais l'application et les tractions se rapprochent cependant de la perfection. Quant à la tête, si elle n'est pas saisie par le diamètre bi-pariétal, elle est prise suivant un diamètre oblique qui s'en rapproche et elle est tenue solidement. Le crâne tend à passer suivant son diamètre bi-temporal, le plus petit et le plus réductible des diamètres transverses. Comme il n'a pas été déplacé, on profite des déformations, des réductions déjà produites pendant le travail. C'est simplement une nouvelle force qui s'ajoute aux contractions utérines, sans rien changer aux conditions existantes; elle suffit en général pour terminer l'accouchement.

Ce sont donc les applications obliques que les résultats cliniques et les recherches expérimentales nous font préférer. Elles ont été couronnées de succès dans les deux opérations qui ont été faites sous vos yeux, elles vous rendront service dans les cas analogues.

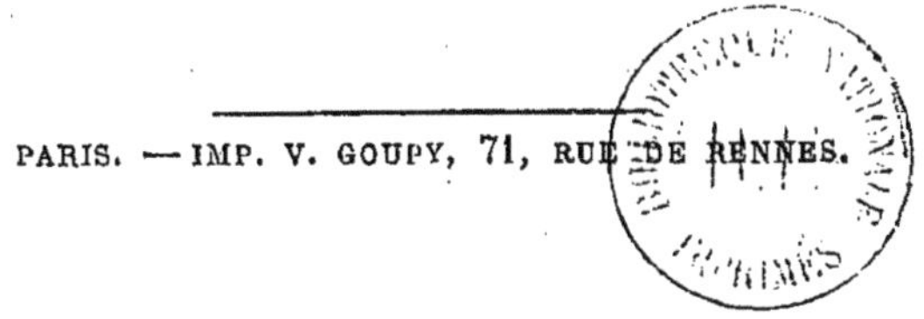

PARIS. — IMP. V. GOUPY, 71, RUE DE RENNES.

www.ingramcontent.com/pod-product-compliance
Ingram Content Group UK Ltd.
Pitfield, Milton Keynes, MK11 3LW, UK
UKHW020525180726
13839UKWH00005B/2319